Mit Erfolg ...

Gesund ernähren

Mit Erfolg ...

Gesund ernähren

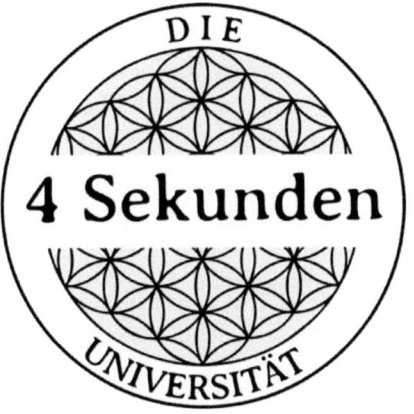

EIN & STEIN

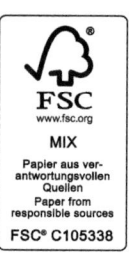

Bibliografische Information der Deutschen Nationalbibliothek: Die Deutsche Nationalbibliothek verzeichnet diese Publikation in der Deutschen Nationalbibliografie; detaillierte bibliografische Daten sind im Internet über http://dnb.dnb.de abrufbar.

Herstellung und Verlag:
BoD – Books on Demand, Norderstedt

ISBN: 9783752822359

Inhaltsverzeichnis

Über die Autoren

Herr Ein ist Lehrer im Ruhestand, der viele Länder bereist und unterschiedliche Menschen und Lebenssituationen kennengelernt hat. Besonders geprägt haben ihn seine Lehrtätigkeiten in den ärmsten Ländern der Welt sowie persönliche Schicksalsschläge, die ihn herausgefordert und ihn zu einer neuen Sichtweise auf das Leben führten.

Frau Stein ist erfahrene Kommunikationstrainerin für Unternehmen. Sie unterstützt Führungskräfte dabei, komplexe Sachverhalten auf den Punkt zu bringen, um nicht in theoretischen Gedankenmustern zu verharren, sondern lösungsorientiert mit Erfolg ins Handeln zu kommen.

Kennengelernt haben sich die beiden bei einem Forschungsprojekt an der Universität in Ulm. Sie erkannten, dass sich seine Lebenserfahrung und Weisheit sowie ihre Klarheit und Prägnanz gut ergänzen. Des Weiteren stellten sie fest, dass nicht nur ihre Namen gut auf einem Buchtitel harmonieren, sondern auch ihre gemeinsame Leidenschaft am Schreiben.

Vorwort

»Wenn du dir eine Veränderung wünschst, dann
verändere deine innere Haltung und lebe danach.
Bist du dazu bereit?«

(Herr Ein & Frau Stein)

Kapitel 1

Blättere noch ein Stückchen weiter ...

Kapitel 2

Noch ein paar Seiten bis zum Ziel …

Kapitel 3

Gleich hast du die Lösung vor Augen …

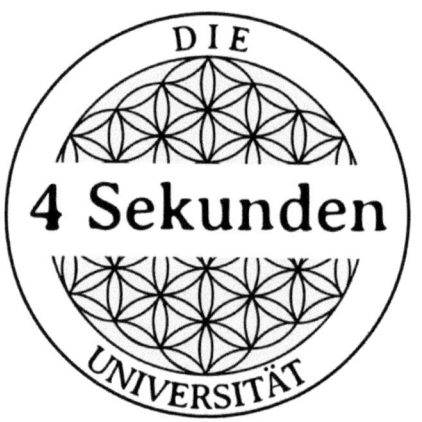

4 Sekunden

DIE

UNIVERSITÄT

Kapitel 4

Du möchtest dich gesund ernähren?
Manchmal ist die Lösung ganz einfach –
du musst dich nur entscheiden:

Ernähre dich einfach gesund!

Kapitel 5

... zu weit geblättert

Kapitel 6

… die Lösung liegt in der Mitte des Buchs

Kapitel 7

… wieder ein paar Seiten zurück bis zum Ziel

Schlusswort

*»Wenn du es nicht einfach erklären kannst,
hast du es nicht gut genug verstanden.«*

(Albert Einstein)

Hat dich das Buch enttäuscht?

Dann empfehlen wir dir das Buch
„Mit Erfolg ... Nie mehr enttäuscht sein"
der 4-Sekunden-Universität.

Hast du die Botschaft dahinter erkannt?

Jede Veränderung beginnt im Kopf.
Die Entscheidung liegt immer bei dir!

Weitere Ratgeber der
4-Sekunden-Universität:

Mit Erfolg ... Glücklich sein.

Mit Erfolg ... Mit dem Rauchen aufhören.

Mit Erfolg ... 11 Kilo in 6 Wochen abnehmen.

Mit Erfolg ... Kinder liebevoll erziehen.